HANNELORE AURAS-BLANK · WOLF-D. BLANK

Aurasskopie – das bildhafte Erkennen von Krankheiten aus wenigen Tropfen Blut

Mit einem Vorwort von Thorwald Dethlefsen

D1668114

INSTITUT FÜR HOLISTISCHE BLUTDIAGNOSTIK

Eigenverlag

ISBN 3-9801126-0-8

Inhalt

Vorwort

„Pars pro toto" nennt sich die lateinische Formel für eine antike Anschauung, die man in moderner Zeit häufig belächelt und als antiquiert und unwissenschaftlich abgetan hat.

Hinter der Formel „pars pro toto" steht die Idee, daß man in jedem Teil das Ganze wiederfinden kann bzw. daß die Ganzheit in jedem Teil erhalten bleibt. Nun muß eine Kultur, die rein analytisch und linear-kausal denkt, zwangsläufig Schwierigkeiten mit einer solchen Idee haben. Eine analytische Weltbetrachtung schärft zwar ungemein den Blick fürs Detail, verliert aber im gleichen Maße den Zugang zur Ganzheit. Diese Entwicklung hat offensichtlich zur Zeit ihr eigenes Extrem erreicht, da sich doch seit kurzem die Stimmen mehren, welche die Problematik der rein analytischen Methode immer mehr erkennen und deshalb zum Umdenken auffordern. In der Medizin ist dieser Stimmungsumschwung vielleicht am deutlichsten vernehmbar; man meldet Zweifel an, ob die spezialisierte Diagnostik und Behandlung von Körperteilen und Organen eigentlich dem ganzen Menschen gerecht werden kann.

Als Antwort auf diese Frage entwickelte sich das Modell der „holistischen Medizin", welche versucht, eine Störung aus der Ganzheit des Menschen heraus zu verstehen und in der Behandlung dem ganzen Menschen als leib-seelisches Wesen zu begegnen.

Ein solches Umdenken öffnet aber gleichzeitig auch wieder den Zugang zu länger verschollenen Zusammenhängen. Die Beschäftigung mit der Akupunktur führte beispielsweise zu der Entdeckung, daß der ganze Mensch in der Ohrmuschel repräsentiert ist und man deshalb auch allein über das Ohr (als Teil) den ganzen Organismus therapeutisch erreichen kann. Man entdeckte einen ähnlichen Zusammenhang zwischen den Fußsohlen und dem Gesamtorganismus, was zur Fußsohlenreflexmassage führte. Auch im Rücken oder in der Iris fand man den „ganzen" Organismus des Menschen wieder.

Leider versucht man noch zu häufig, solche empirisch gefundenen Zusammenhänge mit dem alten, linear-kausalen Denkmodell nachträglich zu erklären. Doch es ist wohl an der Zeit, nicht länger die Fakten der alten Theorie anzupassen, sondern die Herausforderung anzunehmen, alte und gewohnte Ansichten aufgrund neuer Einsichten und Erfahrungen in Frage zu stellen.

Löst man sich also versuchsweise von dem Zwang, alles Neue an alten Theorien zu messen und zu bewerten, dann zeigt sich immer deutlicher die

Gültigkeit der antiken Aussage „pars pro toto" — und das ganz besonders im medizinischen Bereich. Jedes Körperteil spiegelt gleichsam den ganzen Menschen, den ganzen Organismus wider und kann daher als Ansatzpunkt für eine ganzheitliche Diagnostik, häufig auch als therapeutischer Ort benützt werden.

Frau Auras-Blank hat nun eine besonders elegante und — fast möchte ich sagen — originelle Methode entdeckt und entwickelt, um aus einem Teil auf das Ganze zu schließen: Die holistische Blutdiagnostik.

Ihr ist es gelungen, nachzuweisen, daß ein paar wenige Blutstropfen genügen, um den ganzen Menschen vor sich zu haben und um in seine Krankheitsgeschichte zu blicken.

Der diagnostische Wert dieser Methode ist für eine holistisch orientierte Medizin bestimmt von unschätzbarem Wert. Doch darüber hinaus möchte ich ganz besonders auf den theoretisch-weltanschaulichen Wert dieses Verfahrens hinweisen, bietet doch die Tatsache, daß dieses Verfahren existiert und funktioniert, eine recht solide Basis, das bisherige medizinische Bild vom Menschen und seiner Krankheit zu revidieren, um Einblick zu gewinnen in neue — oder vielleicht nur längst vergessene — Zusammenhänge.

Da Umdenken bekanntlich ein schmerzhafter Prozeß ist, werden der Verbreitung und offiziellen Anerkennung der holistischen Blutdiagnostik wohl noch so manche Hindernisse im Wege stehen. Doch Pioniere hatten es noch nie leicht.

Herr und Frau Blank sind Pioniere und ich wünsche ihnen, daß sie weiterhin mit so viel Begeisterung und Einsatz ihre Arbeit fortsetzen wie bisher. Die holistische Blutdiagnostik ist mehr als nur ein neues diagnostisches Verfahren — sie ist eine Quelle für tiefe Einsichten in die Welt der Formen schaffenden Kräfte dieses Universums.

München, den 23. April 1985   THORWALD DETHLEFSEN

Einleitung

Der Mensch bemüht sich mittels der modernen Wissenschaft, eine Vorstellung von der Natur und ihren Gesetzen zu erlangen, er kennt deshalb die Natur in erster Linie unter den Vorstellungen, wie sie die Naturwissenschaft geliefert hat — und erfährt damit eine Teilansicht in Form materieller Erklärung für verschiedene Existenzformen. Dabei wird versucht, sämtliche Lebensabläufe nach physikalisch-chemischen Grundlagen zu durchleuchten und zu definieren, aus der sich dann eine rein mechanische Weltbetrachtung ergibt, bei der das Messen Anfang und Ende jeglichen Erkenntnisstrebens bildet.

Die Gefahr, die sich aus diesem Mangel an ganzheitlichem Denken und aus dem isolierten „Wissenschaftsbetrieb" ergibt, wird uns täglich bewußt, indem sie die Menschheit an den Rand von Katastrophen führt — neben Umwelt, Atom-Physik und Nahrungsmitteln mögen aber auch die nicht geringer werdenden Probleme in der Medizin stehen. Die Schulmedizin sieht den Menschen nur als „funktionierende Maschine", sie existiert innerhalb eines in den Kosten maßlos steigenden medizinischen Versorgungssystems, in dem der Mensch mit seiner vielfältigen Ganzheit nicht interessant ist . . .

Zunehmend greift jedoch die Erkenntnis um sich, daß diese Art der „Naturbewältigung" die Gesamtheit der Realität nicht darzustellen vermag. Gerade der menschliche Organismus versetzt den Beobachter immer wieder in Erstaunen, wenn er feststellt, mit welcher Genauigkeit die einzelnen Organe funktionieren — jedes für sich und in ihrem gemeinsamen Miteinander. Als ein offenes System unterliegen nun alle lebenden Organismen einem Prozeß des Austausches von Energie und Materie mit der Umwelt, sie stellen (in bezug auf Struktur und Funktion) ihre ureigenste Ordnung her durch einen dynamischen Vorgang der Selbstorganisation und Selbsterneuerung. Dabei wird die Integrität der Gesamtstruktur durch Aufrechterhaltung der Ordnung jeweils bewahrt, und das unter einer Vielfalt von Situationen und Umständen:

— so ersetzt die Bauchspeicheldrüse in 24 Stunden ihre meisten Zellen

— werden in zehn Tagen alle Blutzellen erneuert

— und in ca. einem Monat das Protein im Gehirn zu 98 % regeneriert.

Dabei gilt zu bedenken, daß ein Gramm menschliches Gewebe ca. 1 Milliarde Zellen enthält, der Mensch gesamt also aus ca. 60 Billionen Zellen besteht, von denen pro Sekunde ca. 10 Millionen absterben und somit nachgeliefert werden müssen!

Mitgetragen durch die ersten Ansätze zur Bewußtseinsforschung, aber auch durch neue physikalische Theorien, wächst die Erkenntnis, daß Gesundheit das harmonische, aufeinander abgestimmte Funktionieren der einzelnen Bestandteile des Körpers darstellt — Krankheit jedoch die Störung der Abläufe, ein Verlassen der Ordnung und Harmonie.

Der Mensch besteht nun nicht nur aus Körper, sondern auch aus Seele und Geist. Störungen in der Denkweise oder im seelischen Bereich bedingen einen Einfluß auf den Körper, ebenso wie sich körperliche Störungen auf die seelischen Komponenten und auch auf das Denken, generell auf das Bewußtsein, auswirken. So ist der Körper das Instrument des Menschen, mit dem er seine jeweiligen Ziele zu verwirklichen sucht, er ist aber auch die Ebene, in der sich Krankheiten als Ausdruck von Störungen in der „Wesenheit Mensch" manifestieren können.

Diese verschiedensten Dimensionen des Menschen zu berücksichtigen, ist einer nur naturwissenschaftlich orientierten Medizin nicht möglich, da geistig-seelische Abläufe, also Bewußtseinsprozesse, für sie nicht wissenschaftlich faßbar sind — somit der medizinische Fachmann als Spezialist entsprechend seinem spezifischen Weltausschnitt auch nicht die Kompetenz besitzt, über eine Ganzheit zu urteilen, die er gar nicht erkennt.

Die Methodik einer ganzheitlichen Blutdiagnostik, wie sie hier vorgestellt wird, ist somit auch nur für denjenigen Menschen verständlich und nachvollziehbar, der sich zumindest versucht, der Ganzheit des Lebens mit all ihren verschiedenen Vernetzungen zu öffnen, der trotz hochspezialisierter Ausbildung noch die Demut und Offenheit besitzt, Unwissenheit in allen Prozessen des Lebens zuzugeben und das Staunen vor der Schöpfung und ihrer im Mikro- und Makrokosmos gleichen Gesetzmäßigkeit nicht verlernt hat.

Nicht die Begründerin des Verfahrens der holistischen Blutdiagnose, Hannelore Auras-Blank, hat diese hier folgenden Phänomene „gemacht", sondern sie sind von ihr gesehen und als „Zeichen des Körpers" über seinen momentanen Zustand erkannt worden — das „Warum" und „Weshalb" der Abbildungen und Darstellungen innerhalb des Blutausstrichs, die hier zugrundeliegenden Gesetze, das Vorhandensein des Ganzen in jedem seiner Teile (als eine universale Eigenschaft der Natur), all dies sind Fragen, die die Wissenschaft sich vornehmen sollte, zu beantworten, jedoch nicht mit der Haltung des Vorurteils, daß nicht sein kann, was nicht sein darf, sondern in Form von freier Forschung, die es sich zur Aufgabe gemacht hat, den ganzen Menschen in ein zusammenhängendes Weltbild zu integrieren.

I. Grundzüge der holistischen Blutdiagnose und des Aurastests

Ein Höhepunkt der medizinisch-abendländischen Weltanschauung besteht in der hippokratischen Überlieferung der Erkenntnis von Zusammenhängen zwischen Körper, Geist und Umwelt. Um wahrhafte Gesundheit leben zu können, ist das Aufrechterhalten eines Gleichgewichtes zwischen diesen Kräften notwendig — eine Aufgabe, die für den heutigen Menschen eine nahezu unübersehbar hohe Anforderung beinhaltet, so zeigen es uns zumindest die Tatsachen des täglichen Lebens.

Ein gesundes Individuum als auch eine gesunde Gemeinschaft sind Teile eines Ganzen, das sich in einer vorgegebenen Ordnung bewegt; fehlende Ordnung, wie sie sich heute zum Beispiel auf vielen gesellschaftlichen Ebenen (Politik, Umwelt, Religion) oder im Inneren des Menschen zeigt — also Disharmonie als Gegenpol wirkt — bedingt hingegen Erkrankung.

So sieht beispielsweise das traditionelle chinesische System seine Hauptaufgabe darin, dieses Gleichgewicht vorbeugend zu erhalten. Sehr verfeinerte diagnostische Methoden erlauben, den Zustand des Organismus in seiner Gesamtheit zu erfassen.

Das ganzheitliche Erfassen des menschlichen Zustandes stellt für die heutige westliche Medizin noch immer ein großes Problem dar, da der menschliche Körper — ähnlich wie eine Maschine — nach den Funktionen seiner Teile analysiert wird. Die Analyse von kleinen und kleinsten Teilen bedingt, daß der Mensch als eine Wesenheit allzu gern aus den Augen verloren bzw. Gesundheit nur als eine reibungslose mechanische Funktion verstanden wird. Die Weltgesundheitsorganisation — WHO — definiert hier *Gesundheit* jedoch als etwas anderes: „Ein Zustand vollkommenen physischen, geistigen und sozialen Wohlergehens und nicht nur das Fehlen von Krankheit oder Behinderung." Hier wird zumindest eine Ganzheitlichkeit unterstellt, die den menschlichen Organismus als ein System miteinander korrespondierender „Teile" erkennt.

Betrachten wir jede Form von lebenden Organismen als rhythmische Muster, die, in einer Gesamtheit zusammengeschlossen, einer höheren Schwingung — der des Individuums — zu folgen haben, so ist der Aspekt der Synchronisation der einzelnen Teile vordergründig als wichtiger Maßstab der Gesundheit anzuerkennen. Weiterhin verlangt eine nächst höhere Ordnung die Integration in das umgebende Dasein. Das alte Wort von „mit sich und der Umwelt in Einklang zu sein", gewinnt hier wieder an Bedeutung.

Die Aurasskopie

Das Blut des Menschen — seit jeher in alten Kulturen als Träger des Lebens verstanden ist nun ein ganz „besonderer Saft", in dem sich die Ganzheit der Schwingung des Menschen niederschlägt, sein gesundes, harmonisches Funktionieren oder die Disharmonie seines Geistes, die sich auf den Körper überträgt. Den Nachweis dieser Behauptung bringt ein Verfahren, das unter dem Namen „Holistische Blutdiagnose — Aurasskopie" seit über zwanzig Jahren in privater Forschung und Arbeit entwickelt wurde.

Das Bestechende an dieser Methodik ist ihre Einfachheit:

Einige Tropfen Blut des Patienten aus der Fingerbeere des linken vierten Fingers werden nach einem standardisierten Verfahren abgenommen und auf einem Objektträger ausgestrichen, nach erfolgter Trocknung mit einem Färbemittel behandelt und anschließend unter 1250facher Vergrößerung mit einem Bi-Ocularmikroskop diagnostiziert. Die so betrachteten Blutausstriche „offenbaren" das physische und psychische „Innenleben" des Patienten in farbenprächtiger Weise:

> naturgetreu, miniaturisiert,
> anatomisch korrekt in Form und Position.

Zur Abbildung gelangen nur die Phänomene, die ein nicht integriertes Funktionieren einzelner Bestandteile des Körpers aufweisen und damit sozusagen aus der „harmonischen Gesamtschwingung" herausfallen:

1. Abbildungen von erkrankten Organen (zum Beispiel *Bauchspeicheldrüse* (Abb. 1)); durch krankhafte Prozesse (zum Beispiel Entzündungen) angegriffene *Gefäße* (Abb. 2); Abbildungen von gestörten oder verletzten Körperteilen wie *Oberschenkelknochen* oder *Fußgewölbe*.

2. Abbildungen von künstlich eingepflanzten oder bei Operationen vergessener Gegenstände, wie Fäden (Abb. 3), Nägel, Klipps (Abb. 4) — ausgenommen ist der Herzschrittmacher, der sich in die körpereigene Schwingung der Person anzupassen scheint.

3. Abbildungen von Symbolen, die in ihrer Form histologischen Bildern von Organen entsprechen — und an verschiedenen Stellen der Ausstrichfläche die Verknüpfungen der Krankheit mit unterschiedlichen Körperteilen und Funktionen angeben.

Beachtenswert bei diesen Formen der Darstellungen ist die Regelmäßigkeit der Anordnung, die in allen ca. 7000 durchgeführten Fällen immer dem gleichen Ordnungsprinzip folgt:

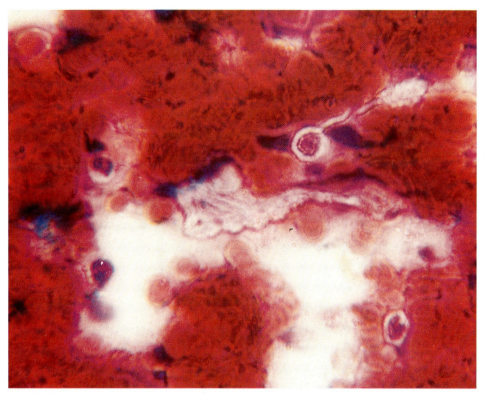

Abb. 1: Bauchspeicheldrüse

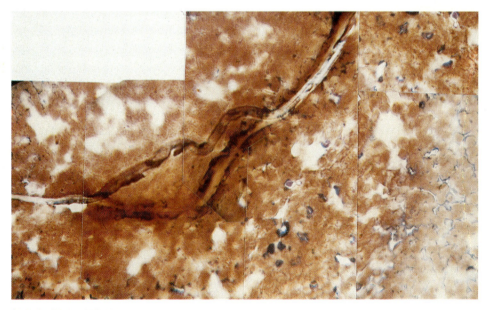

Abb. 2: Blutgefäßstörung

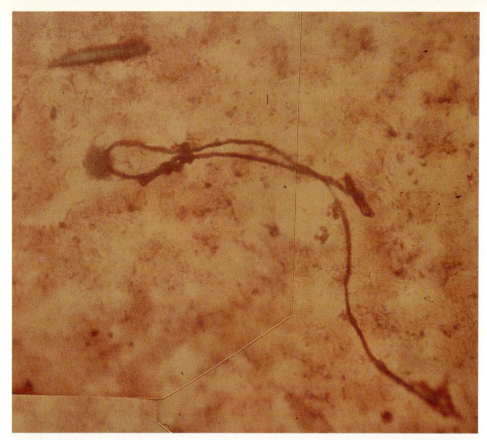

Abb. 3: Operationsfaden

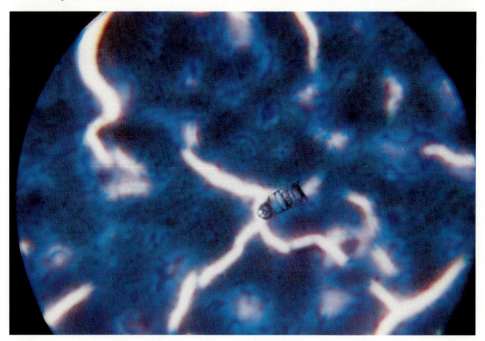

Abb. 4: Klipp zur Wundrandfixierung

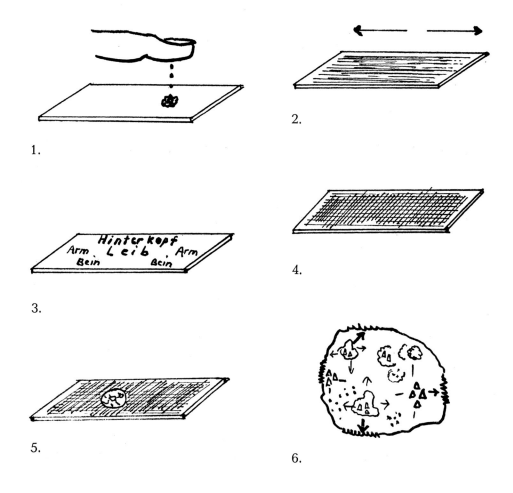

Ablaufschema zur Aurasskopie

1. Blutentnahme aus dem Finger
2. Verteilen des Blutes auf dem Objektträger
3. Anatomisch exakte Anordnung des Körpers durch formgebende Kräfte
4. Fixierung und Färbung
5. Mikroskopische Untersuchung mit 1200facher Vergrößerung
6. Sichtbarwerden der Erkrankungen, ihrer Zuordnungen und Streuungen im Umfeld durch Symbole, Färbungen, Formveränderungen

Bezogen auf das Raummaß des Objektträgers zeigt sich der Körper, als schaute man von hinten auf ihn. Je stärker und fortgeschrittener eine Störung oder ein Störumfeld sich darstellt, um so größer und farblich intensiver wird die Interpretationsdarstellung. Die Vielzahl der Farben, die dem Betrachter beim Blick durch das Mikroskop entgegenkommen, beruhen jedoch nicht auf „künstlich" durchgeführten zusätzlichen Anfärbungen, sondern sie entstehen ausschließlich aus organischen Vorgängen bzw. aus einer eigenständigen Widerspiegelung verschiedener Schwingungsebenen heraus.

So teilen sich zur Verdeutlichung dieses Vorgangs alle akuten Erkrankungen den sie umgebenden Erys mit, die sich zusammenballen und in *verstärkter Rötung* (Abb. 5) an den *entzündlichen Herd anlagern* — ähnlich einer äußeren Stoßverletzung, bei der sich auch eine Rötung demonstriert. Alle Abbildungen der erkrankten Organe und Körperteile sind sehr gut mit Darstellungen der Anatomiebücher zu identifizieren — trotzdem bedarf es einer langen Erfahrung und intensiven Übung, die entsprechenden Aussagen des Blutes qualifiziert in ihren Formen, Symbolen, Farben sowie Zuordnungen, Abhängigkeiten und gesamtkörperlichen Bezügen zu erfassen und korrekt zu interpretieren.

Nach bisherigen Erkenntnissen kommt es direkt nach dem Ausstreichen des Blutes zu einem kurzzeitigen Übereinanderströmen verschiedener Blutschichten, wobei vermutlich bis hin zur Trocknung eine Formgebung erfolgt. Hier würden entsprechende Forschungen eine interessante Aufschlüsselung ergeben können ...

Wann sollte die holistische Blutdiagnose — Aurasskopie — durchgeführt werden?

Das Verfahren ist in erster Linie dann einzusetzen, wenn eindeutige Zuordnungen von Krankheitsursachen bzw. Krankheitsbildern nicht möglich sind, da mittels der Aurasskopie Aussagen zum Krankheitsgeschehen geliefert werden, die eine gezielte Therapie ermöglichen. Darüber hinaus steht die Aurasskopie dem behandelnden Mediziner hilfreich zur Verfügung, da sich alle Therapien in ihrer Wirksamkeit mittels Verlaufskontrollen über das Blutbild überprüfen lassen, denn der Blutausstrich ermöglicht nach kürzester Zeit eine klare Interpretation der Reaktion der Körpervorgänge.

Als Idealzustand stellt die holistische Blutdiagnostik jedoch eine Technik der Gesundheitsvorsorge dar, die heutzutage zunehmend notwendiger wird und das eigentliche Ziel einer menschengerechten Medizin bilden sollte. Eine umfassende Prävention kostet heute jedoch sehr viel

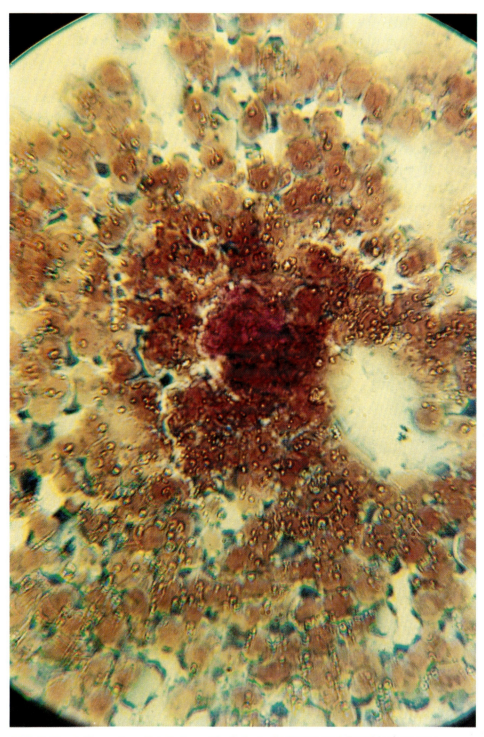

Abb. 5: Darstellung einer Entzündung (dunkelrote Färbung) und Fettablagerungen

Geld — obwohl letztlich eine konsequente Gesundheitsvorsorge notwendiger ist, als ein langwieriges späteres Behandeln von Symptomen (Reparaturdienst!). Die Beiträge der Aurasskopie sind auf allen angesprochenen Gebieten bedeutsam:

— sie ist umfassend und in ihrer Aussage bezüglich aller organischen und morphologischen Erkrankungen, sowie aller Krebserkrankungen in ihren jeweiligen Stadien,

— sie ist ohne apparativen Aufwand und ohne hohe Kosten durchführbar,

— sie stellt für den Patienten keinerlei physische oder psychische Belastung dar,

— sie ermöglicht eine kurzfristige Diagnose (innerhalb weniger Stunden) des Gesundheitszustandes,

— sie zeigt nicht nur vergangene und derzeitige Störungen im Körper an, sondern auch zukünftige Erkrankungen bis zu mehreren Monaten, teilweise sogar Jahren im Voraus (das heißt bis sie sich im Körper als mit anderen Verfahren diagnostizierbare Erkrankungen zu erkennen geben).

Die holistische Blutdiagnostik stellt zumindest theoretisch somit ein Verfahren dar, das für jeden Menschen ca. alle eineinhalb Jahre präventiv ideale Bedingungen böte — praktisch bedürfte es hierzu jedoch eines großen Mitarbeiterstabes, der die Diagnose beherrscht und entsprechender regionaler Gesundheitsvorsorgezentren als Kontaktstellen zur Bevölkerung . . .

Als einen ersten Schritt in diese Richtung wurden zahlreiche Ärzte und Heilpraktiker im Erlernen der Ausstrichtechnik seitens des Instituts für holistische Blutdiagnostik ausgebildet, die somit die Chance haben, für ihre Patienten eine optimale Diagnose — insbesondere in Problemfällen — durchführen zu lassen. Das Institut bietet regelmäßig entsprechende Kurse zum Erlernen der Ausstrichtechnik wie auch zur Durchführung der Krebsfrühdiagnose (siehe Kapitel „Der Aurastest") an, da sich gezeigt hat, daß ein ordnungsgemäßes Erstellen der Ausstriche als Voraussetzung zur mikroskopischen Diagnose ohne die entsprechende Übung nicht möglich ist.

Alle Ergebnisse, die mittels der Aurasskopie diagnostiziert wurden, sind in Form von „Blindversuchen" erarbeitet: bekannt waren nur Alter und Geschlecht der Person, in wenigen Fällen wurden spezifischere Angaben gemacht, insbesondere dann, wenn es sich um selten vorkommende Krankheitsbilder handelte, die eine gezielte Fragestellung aufwiesen, die außerhalb der bisherigen Diagnose-Erfahrung lag. Auf diese Weise konnten Reihenuntersuchungen zum Beispiel an Herzpatienten durchgeführt werden — das Ergebnis war die eindeutige Festlegung der Charakteristika der bei dem Herzinfarkt und seinen langen Vorstadien auftretenden Informationen im Blutausstrich.

Viele Abbildungen innerhalb der Blutbilder konnten nur auf diese Weise erkannt oder in Form von Fragestellungen seitens des Instituts auf entsprechende Hinweise im Blut geklärt werden, die dann bei generell nachfolgenden Kontrolluntersuchungen verschiedenster Ärzte ihre entsprechende Bestätigungen fanden. Durch diese jahrelange Praxis des Vergleichens und Zuordnens kann heutzutage dem behandelnden Arzt oder Heilpraktiker eine entsprechend qualifizierte Diagnose zugestellt werden, die eine indikationssichere Therapie ermöglicht.

Für die in den letzten Jahren sich zunehmend herauskristallisierenden Techniken der Mitarbeitsaktivierung des Patienten bietet die Aurasskopie durch ihre spezifische Form der Diagnose bei entsprechender Bereitschaft des behandelnden Mediziners und auch des Patienten eine bedeutsame Möglichkeit zur Bereitstellung der Selbstheilungskräfte des Körpers, da sie eindeutig und bildhaft die Belastungen des Körpers aufzeigt. Die umfangreiche bestehende Dokumentation an Bildmaterial, als auch die jederzeitige Möglichkeit, Körperaussagen bildlich als Fotografie festzuhalten, gibt dem Interessenten ein plastisches Bild von der jeweiligen Beeinträchtigung seiner Organe oder Körperteile, so daß ihm hier mittels Visualisierungstechniken die Chance gegeben wird, Selbstheilungskräfte seines Körpers zu stimulieren, um so seinen eigenen Kräften entsprechende positive Voraussetzungen für den Heilungsprozeß zu schaffen.

Nachfolgend möge eine kleine Auswahl von Dankesbrief-Aussagen stellvertretend für eine Fülle von Briefen stehen, die obige Aussagen nochmals verifizieren:

Dr. med. A. Sch.: „Ihr Aurasskopie-Befund über Herrn . . . deckt sich sehr gut mit meinen bisherigen Untersuchungen und ist eine wertvolle Ergänzung . . ."

Herr H. K.: „Vor ungefähr einem Jahr ließen wir von uns eine Blutuntersuchung bei Ihnen vornehmen. Wir ließen uns daraufhin entsprechende Medikamente verordnen, nach deren Einnahme wir uns sehr wohl fühlten und die unsere Leistungsfähigkeit steigerten . . ."

Frau A. L.: Da ich mich schon einige Jahre gesundheitlich nicht wohlfühlte, und normale Blutuntersuchungen keine Ergebnisse brachten, ließ ich eine Aurasskopie machen . . . Mein Arzt hat das Ergebnis mit mir sehr genau durchgesprochen. Nun wußte ich endlich, warum ich mich nicht wohl fühlte . . . Mein Arzt konnte nun eine gezielte Therapie vornehmen. Da ich mich schon nach einiger Zeit deutlich besser fühlte, hoffe ich auf ein besseres Ergebnis meiner nächsten Aurasskopie. Ich nehme die Sache sehr ernst und werde zur Kontrolle diese Blutuntersuchung in Abständen wiederholen lassen . . ."

Frau H. Sch.: „Insgesamt gesehen kann ich in allen Punkten eine Übereinstimmung feststellen. Man ist einerseits sehr erfreut über die genaue und so ausführliche Diagnose, andererseits erdrückt einen die Vielfalt der Störungen, die bereits den Körper beherrschen . . ."

Frau I.-M. Z.: „ . . . wurde bei mir im Dezember 1982 eine Nephrektomie wegen eines hypernephroiden Carcinoms durchgeführt . . ." — Aussage des Aurasskopiebefundes aus dem Jahre 1964: „Der Leber-Gallenbereich macht einen stark entzündeten Eindruck. Es besteht hier die unbedingte Möglichkeit einer sehr starken Praecancerose, die ebenfalls das angrenzende Nierengebiet mit erfaßt . . . "

Frau R. G.: Auszug aus dem Blutbild vom 29. 5. 1980: „Patientin hat einen erheblichen Leber-Gallenschaden, der sich in ganz besonderer Form offenbar ausschließlich auf die Nierenentgiftungsstörung auswirkt. Es finden sich im gesamten rechten tiefen Unterbauch, neben der Angegriffenheit der Erys durch die Leber-Gallenstörung, im Serum Bilirubin-Nadeln, die auf diesen Nierenschaden hindeuten. In der rechten Leistengegend findet sich ein kreisrunder Herd, offenbar mit Nierensteinen und einem Kanal, so daß der Verdacht auf eine schwere Nierenschädigung hierdurch weiter bestärkt wird . . . Laut telefonischer Aussage der Patientin vom 6. 10. 1983 hat sie zwei Jahre nach diesem Blutbild Nierensteine gehabt."

Auszug aus dem Blutbild vom 10. 12. 1982 (bei der gleichen Patientin): „Es findet sich eine erhebliche Leber-Gallenstörung mit großer Sauerstoffnot, dadurch bedingt im gesamten rechten Unterbauch-Leistengebiet eine erhebliche Neigung zu Schleimhautreizung und abschnittweise Venenreizung." Laut telefonischer Aussage der Patientin vom 6. 10. 1983 hat sie im Moment Lymphdrüsenschwellungen, Übelkeit, Schwäche, Krankheitsgefühl und muß eine Leberklinik aufsuchen."

HP E. M.: „ . . . als Teilnehmer des Lehrgangs Mitte Februar war ich von der Aurasskopie so begeistert, daß ich mich sofort dem Verein zur Förderung des Diagnose-Verfahrens Aurasskopie angeschlossen habe . . ."

Dr. med. W. N., Lehrbeauftragter: „ . . . Die hohe Zahl von Untersuchungen und Beurteilungen sowie Überprüfungen an Patienten, die bisher vorgenommen wurden, lassen mit höchster statistischer Aussagekraft diese Methode als wissenschaftlich und exakt gelten! . . . "

Der Aurastest

Der Aurastest ist eine Technik der Früherkennung unterschiedlicher praeceneröser und canceröser Zustände. Er entwickelte sich aufgrund jahrelanger Beobachtungen, an den Ausstrichen, die für die Erstellung der Aurasskopie notwendig sind und nach dem bereits beschriebenen Verfahren durchgeführt wurden: bereits im ungefärbten Zustand des Blutes zeigten sich auf dem Objektträger verschiedenste Homogenitätsgrade des Blutes bzw. des Serums an.

Ein Blut ohne Neigung zum Krebs ist eine homogene, gleichschichtige Masse; setzt jedoch eine Neigung zum Krebs ein, beginnt ein leichter Zerfall des Serums, der sich über viele Jahre oder auch Jahrzehnte erstrecken kann, bis er eventuell zu einem cancerösen, zerfallenen Zustand angewachsen ist. Dieser Zerfall geht in der Regel äußerst langsam vor sich, da er einer Mehrzahl von Faktoren unterworfen ist, die sich aus äußerer (Umwelt, Mitmenschen) und innerer (geistig/seelisch und organisch) Belastung zusammensetzen.

Die für den Aurastest und die Aurasskopie notwendigen Blutausstrichtechniken entsprechen sich, letztere erhält nur eine zusätzliche Färbung.

Damit wird deutlich, daß das Verfahren des Aurastests eine minimale Belastung des Patienten bedingt, dieses sowohl psychisch — da nur einige Tropfen Blut aus der Fingerbeere entnommen werden — als auch finanziell, da die „Materialkosten" sich auf Glasplättchen, Blutlancette und Wattetupfer beschränken! Bereits nach kurzer Trocknungszeit des Blutausstrichs ergibt sich für den in dieser Diagnose ausgebildeten Arzt oder Heilpraktiker eine eindeutige Aussagequalität über die Krebsbelastung seines Patienten.

Obwohl die Durchführung des Aurastests keinerlei große Voraussetzungen technischer Art verlangt, bedarf er jedoch einer genauen Erklärung bezüglich der Darstellung der Praecancerose- oder Canceroseneigung als auch einer gewissen Übung zur Erlangung der „Handfertigkeit", den Ausstrich in der erforderlichen Dicke und Qualität, die sich vom normalen Laborausstrich unterscheidet, auszuführen. Das Institut für holistische Blutdiagnostik führt deshalb regelmäßig Kurse zum Erlernen der Technik durch, so daß mittlerweile viele Ärzte und Heilpraktiker diesen Krebsfrüherkennungstest in ihren Praxen einsetzen können. Stellt sich beim Aurastest eine schwere Praecanceroseneigung oder Cancerose heraus, so besteht die Möglichkeit, diesen Blutausstrich für eine Holistische Blutdiagnose (Aurasskopie) beim Institut einzusenden, um eine genaue Lokalisation und Streuung im Körper feststellen zu können.

Abschließend zu diesem Teil der Darstellung seien noch einige Bemerkungen zu Aussagen sogenannter „Spezialisten" zur Aurasskopie erlaubt.

Das häufigste Argument gegen die Aurasskopie ist die Meinung, daß es sich bei den abbildenden Phänomenen und Formen um nichts anderes als „Artefakte" handele — künstliche Verunreinigungen in Form von Fusseln,

Staubteilchen und sonstiger Schmutzpartikel, die im Ausstrich sichtbar würden!

Wie all dieser Schmutz gerade bei der heutigen Sterilitätssucht der Medizin auf einen mehrfach gereinigten, frisch aus der Verpackung genommenen Objektträger kommen soll, ist bis auf den heutigen Tag unbegreiflich. Daß es sich bei diesen „Artefakten" jedoch um eine körperbezogene Interpretation handelt, beweisen die Hunderte von Farbaufnahmen als Dokumentation, die bei der Erarbeitung und Erforschung der Aurasskopie mittlerweile angefertigt wurden.

Der Leser möge sich bei den folgenden Bildern durch einfaches, offenes Betrachten hierzu seine eigene Meinung bilden.

II. Aussagen und Erkenntnisse der holistischen Blutdiagnostik in Bezug zu speziellen Krankheitsabläufen und -bildern

1. Symboldarstellungen

Innerhalb der wie hier angedeuteten Interpretation von Organen und Gegenständen spielt die sogenannte Symboldarstellung eine wesentliche Rolle. Es handelt sich dabei um Abbildungen, die in ihrer Form dem histologischen Bild von Organen entsprechen. Lokalisierbar sind sie an spezifischen Stellen oder aber auch über die ganze Ausstrichfläche verteilt — je nach Verknüpfungen, Aussagen oder Intensität des Krankheitsbildes. Sie weisen insbesondere auf die ganzheitlichen Zusammenhänge und Auswirkungen einer speziellen Krankheit im Körper hin.

Erst bei einer chronischen oder akuten Organbeeinflussung wird sich diese Symbolinterpretation in eine organische umwandeln und nur einmal im Ausstrich die Organdarstellung führen.

Interessanterweise liegt die histologische Symboldarstellung nicht nur im Bereich des belasteten Organs, sondern auch da, wo sie als Stör- oder Schmerzfaktor empfunden wird.

Einige Beispiele sollen hierfür angeführt werden:

Die Information des Dickdarms ist eine dicke Ringdarstellung (**O**) (Abb. 6), wie sie vom histologischen Präparat des Dickdarms bekannt ist. Diese funktionelle Dickdarmstörung wird von einer Vielzahl schwarzer Ringe dargestellt, die sich im Unterbauchbereich anlagern, also dort, wo sie vom Organbezug her hingehören, jedoch auch im Hals-, Luft- und Speiseröhrengebiet vorhanden sein können. Dieser im normalen Sinn verwunderliche Darstellungsort wird als Hinweis im Blut ausgedrückt, daß die mit der Dickdarmstörung verbundenen Beschwerden im Bereich der Speiseröhre und des Magens nicht gesondert gesehen werden sollen, sondern als Folgebelastung der Funktionsstörung des Dickdarms erkannt werden müssen.

Eine zweite, immer wiederkehrende histologische Interpretation ist die des Myocardschadens oder der zwei- (Abb. 7) und dreizipfligen (Abb. 8) Herzklappe. Gerade die funktionellen Herzstörungen werden in großer Vielzahl vom Blut informativ wiedergegeben, wobei das Herz als Organ keine Abbildung aufweist.

So finden sich im Bereich der Beine histologische Informationen (adäquat dem Lehrbuch) als Zeichen einer schlechten Durchblutung dieser Extremitäten, durch eine Störung der Herzklappentätigkeit hervorgerufen. Dieselbe

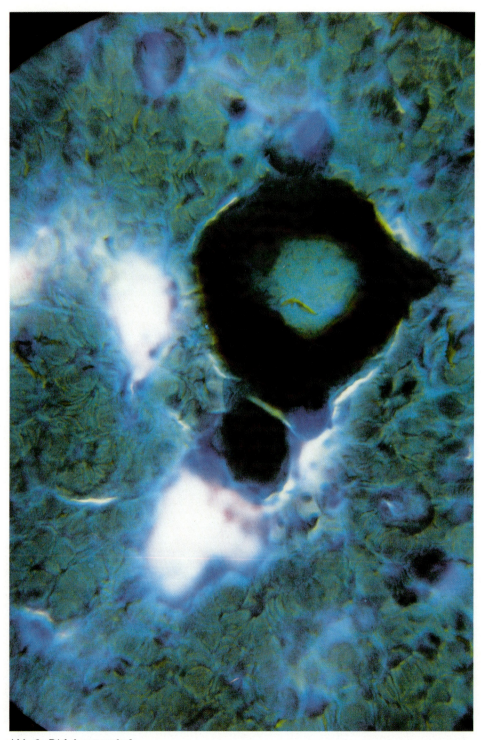

Abb. 6: Dickdarmsymbol

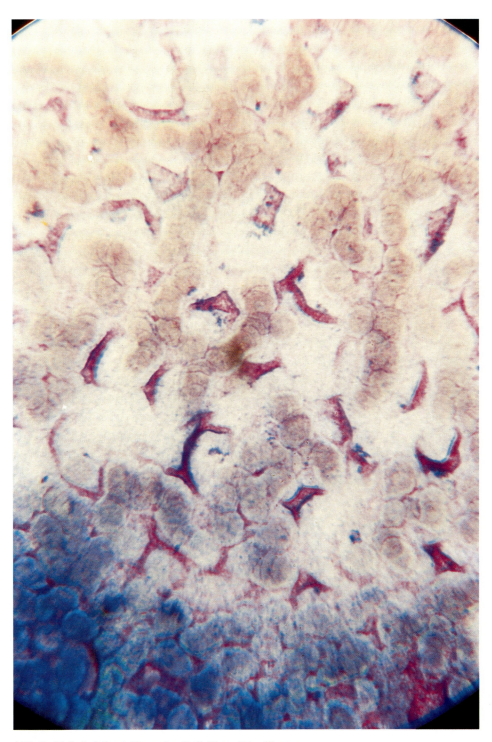

Abb. 7: Mehrfachdarstellung der 2-zipfligen Herzklappe

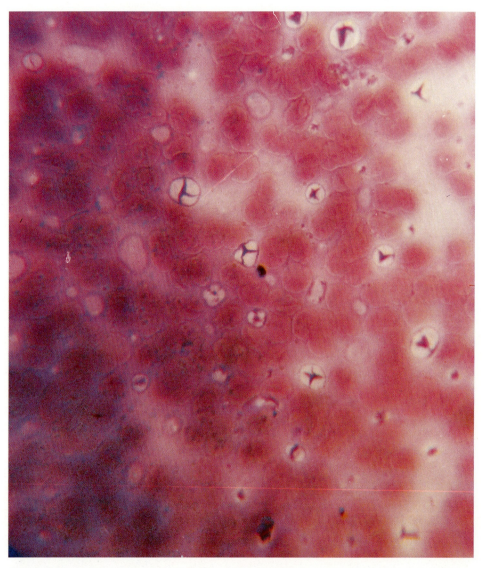

Abb. 8: Mehrfachdarstellung der 3-zipfligen Herzklappe

Information entsteht im Bereich der rechten Lunge, wiederum als Zeichen der mangelnden Durchblutung durch die Schwäche der Herzklappen, und im Bereich des Kopfes im Verbund mit mangelhaft durchbluteten Erythrozyten, als Zeichen einer Störung der Kopfdurchblutung. Diese histologische Klappeninformation läuft oftmals parallel zu einer Kreislaufdarstellung, die sich im wahrsten Sinne des Wortes als feingezeichneter doppelwandiger Kreis (Abb. 9) darstellt. Die Unterschiede zwischen dem Kreis des Dickdarms und dem Kreis der Kreislaufstörung sind unübersehbar und absolut auseinander zu halten.

Als letztes Beispiel möge die Störungsinterpretation des Auges angeführt sein, das sich in seiner organischen Darstellung nur dann im Kopfgebiet findet, wenn es hier als belasteter Körperteil (Abb. 10) interpretiert werden soll, das heißt, Entzündungsneigungen, Sehverminderungen etc. werden als Augeninformation wiedergegeben.

Eine Darstellung des Auges im Bereich der Bauchspeicheldrüse oder im linken oder rechten Leistengebiet, gehört in die histologische Information der funktionellen Störung, die im Auge als undefinierbarer Schmerz entsteht, wenn eines dieser Organe nicht richtig arbeitet.

So hinterläßt speziell die Bauchspeicheldrüse in ihrer gestörten Tätigkeit ein intensives Schmerzempfinden im Bereich des linken Auges, seitlich zur Augenbraue hin, wobei das rechte Auge schmerzhaft belastet wird durch Nierenausscheidungsstörungen und sich in diesem Bereich auch interpretatorisch aufhält.

Eine Augenuntersuchung und -behandlung wird in diesen Fällen meistens ohne jeglichen Erfolg verlaufen und keinen Krankheitsbefund erbringen.

So werden oft unklare Störungen und Schmerzzustände, die organisch nicht erklärbar sind, eindeutig durch die Aussage des Blutes geklärt und in die richtige Zuordnung gewiesen.

2. Herzbelastungen

Informationen über Herzstörungen umfassen in der Aurasskopie ein breites Spektrum. In erster Linie beziehen sie sich auf die histologischen Schnittdarstellungen als Ausdruck der Störungen der zwei- und dreizipfeligen Herzklappe und die vielfältigen Erscheinungen der Kreislaufbelastungen. Nur in prozentual sehr geringen Fällen interpretiert sich das Herz (Abb. 11) als Organ, nämlich dann, wenn ein spezieller organischer Herzschaden vorliegt. Die anatomische Wiedergabe des Herzens ist hierbei klar ausgedrückt, die Erkrankungen im Bereich der einführenden Gefäße als entzündliche Vorgänge darin interpretiert.

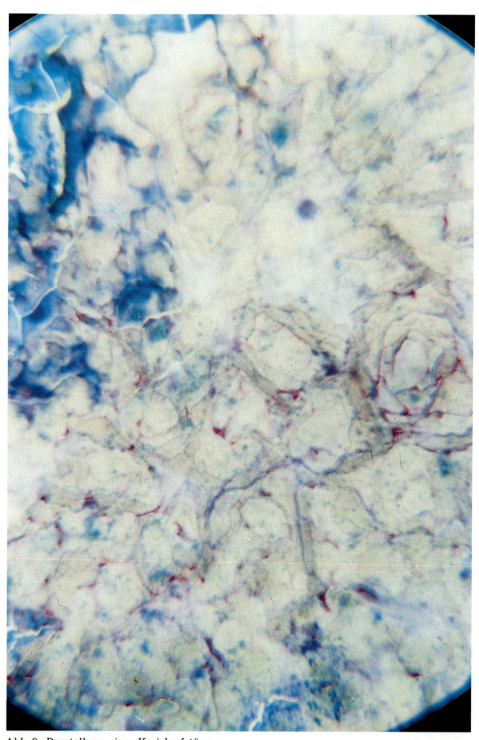

Abb. 9: Darstellung einer Kreislaufstörung

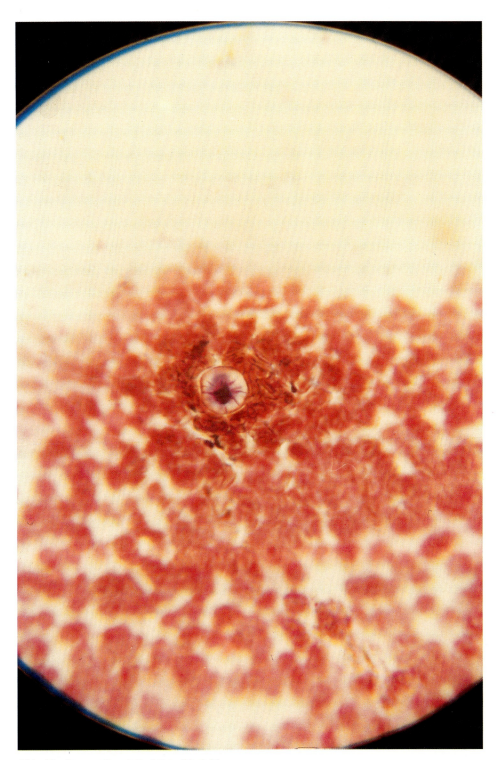

Abb. 10: Auge mit entzündetem Umfeld

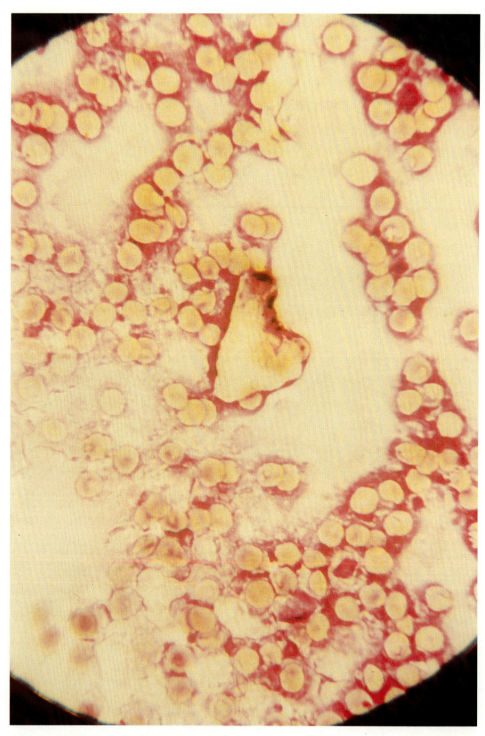

Abb. 11: Darstellung des belasteten Herzens

Aus den jahrzehntelangen Beobachtungen wurde deutlich sichtbar, daß die Vielfältigkeit der Herzerkrankungen in unmittelbarem Zusammenhang mit anderen Organen gesehen werden muß.

Die das Herz am meisten belastenden Störungen entstehen aus dem Fehlverhalten beider Nieren. So entwickelt sich durch Anlagerungen von salzkristallinen Rückständen der linken Niere am Herzmuskel eine Verminderung der Sensibilität und Reaktion und ruft somit Atembeengungen und Verspannungen im mittleren Brustraum hervor. Durch das Fehlverhalten der rechten Niere werden bei übergroßen Bilirubinrückständen Anlagerungen in der Herzwandung und in den das Herz umgebenden Gefäßen interpretiert, so daß in Verbindung mit den salzkristallinen Rückständen gravierende Störfaktoren auftreten. In diesem Zusammenhang sei auf eine Meldung der „New York Times" vom März 1983 hingewiesen, die feststellt, daß Rußlands ehemaliger Parteichef Andropow eine derzeitige Nierenerkrankung als Komplikation seines latenten Herzleidens erfährt!

Da der Grund der beidseitigen Nierenausscheidungsstörung überwiegend eine Stoffwechselfehlfunktion ist — die sich im Bereich von Leber, Galle und Bauchspeicheldrüse abspielt — sollte eine Rückbezüglichkeit zu diesen Stoffwechselorganen bei funktionellen Herzbeschwerden nicht außer Acht gelassen werden. Die einseitige falsche Ernährung mit übergroßen Zuckermengen verursacht Bauchspeicheldrüsenfehlfunktionen und zieht in den meisten Fällen eine schwere Kaliumstörung nach sich, die aus dem andauernden Verbrennungsprozeß der Bauchspeicheldrüse erwächst.

Dieser Kaliummangel (Abb. 12) begünstigt wiederum eine Störung in den Herznerven und -muskelfunktionen und täuscht in seinen Verspannungs- und Verkrampfungsmomenten häufig einen Herzinfarkt vor.

Die Information im Blutausstrich läßt jedoch klar den Ursprungsherd dieser Belastung erkennen, da sich in übergroßer Vielfalt die Kaliummangelinformation in der gesamten Blutmenge interpretiert und sie mit einer Zusatzinformation der Bauchspeicheldrüsenstörung im Bereich des Herzens angezeigt ist.

Auch der Aufbau des Infarktgeschehens ist aus einem Fehlverhalten der rechtsseitigen Nierentätigkeit heraus erkennbar. So scheinen sich Eiweiß- und Bilirubinrückstände mit Fettablagerungen in den kleinen Gefäßen des Herzens anzulagern (Abb. 13,1) und hier zu verklumpen (Abb. 13,2). Ihre Ausdehnung und Verdickung bewirkt über einen Zeitraum von Monaten oder Jahren eine Verengung im Wandungsbereich der Herzkranzgefäße und somit eine Einschränkung des Blutdurchflusses. Kontrolluntersuchungen von zwanzig Infarktpatienten erbrachten die immer gleichbleibende Information von Verdickungen durch Nierenrückstände an den feinen

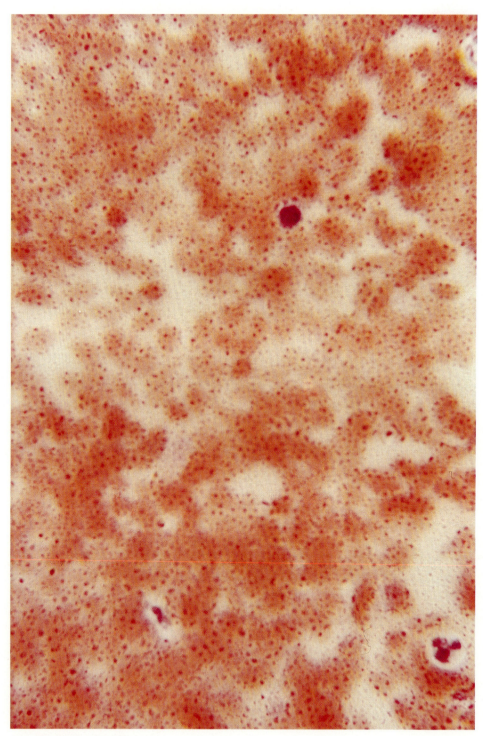

Abb. 12: Kaliummangel

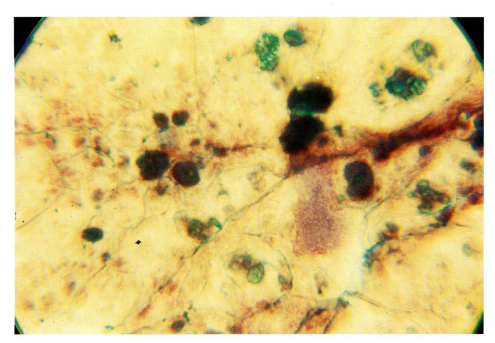

Abb. 13.1: Beginnende Anlagerungen an den Herzkranzgefäßen . . .

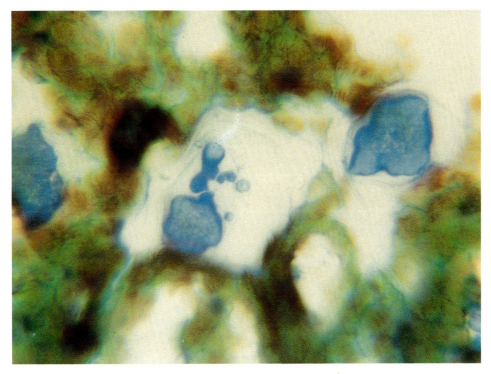

Abb. 13.2: . . . mit zunehmender Verdickung

Gefäßbereichen, die sich bei Patienten nach dem Infarkt als erkennbare Störung der Vorder- oder Hinterwand innerhalb ihrer Organ-Herzinterpretation darstellten.

Ein Abbau dieser Anlagerungen ist über eine verbesserte Nierenausscheidung und eine Regulierung im Stoffwechselgeschehen absolut möglich, wie aus vielen Kontrolluntersuchungen gesehen werden konnte.

Die Kreislaufstörungen zeigen ihre histologische Information dort an, wo sie sich störend auf den übrigen Organismus auswirken, das heißt, diese Information liegt nicht im Bereich des Herzens, sondern im Kopf, in den Füßen oder auch im rechtsseitigen Nierengebiet, wo sie wiederum durch die Ausscheidungsschwäche der rechten Niere entstehen.

Die Zusatzinformation der zwei- und dreizipfeligen Herzklappe ist dann gegeben, wenn eine verminderte oder überzogene Tätigkeit dieser Herzklappenstörung den funktionellen Ablauf belastet.

3. Die rechte und linke Niere — Gedanken zu unterschiedlicher Tätigkeit

Aufgrund der jahrelangen Beobachtungen, die sich an Hand des mikroskopischen Bildes in der Aurasskopie feststellen lassen konnten, ist die Tätigkeit beider Nieren unterschiedlich angelegt.

Histologisch gleichermaßen aufgebaut und in ihrer anatomischen Form in Größe und Lage gleich, entstand die medizinische Aussage der synchronen Tätigkeit in Bezug auf die Ausscheidung und dem damit verbundenen Abtransport von Schadstoffen.

Das mikroskopische Bild bewies jedoch, daß eine mittlere Teilung des Körpers in zwei gleiche Hälften mit unterschiedlichen Organabläufen von der Natur angelegt wurde, woraus sich die Notwendigkeit der Verdoppelung der Niere ergab.

So konnte im mikroskopischen Bild erkannt und bewiesen werden, daß die Organtätigkeit der linken Körperseite bestimmt wird vom Herz-Kreislaufgeschehen und der Lungentätigkeit sowie der Tätigkeit der linken Niere, Gewebswasser und Salze aus dem Körper auszuscheiden.

Bei einer Überlastung oder Funktionsstörung der linken Niere, die speziell auch abhängig ist von der Durchlässigkeit der Nierenglomeruli, verbleiben nicht ausgeschiedene Salze in der linken Körperhälfte und werden hier zu Kristallen umgeformt. Diese lagern sich an Alveolen, Muskeln, Knochen und in den hier verlaufenden Gefäßen an und bilden so artspezifische Krankheitsbilder, die sich einerseits in Bronchitiden und Asthmaanfällen darstellen, zum anderen zu knotigen Verdickungen an Fingern und Knöcheln führen, im Sinne von rheumatischen Veränderungen.

Die Anlagerungen im Bereich der Gefäße führen zu Durchblutungsstörungen, zu Veränderungen innerhalb der Gefäße und erzeugen Kreislaufstörungen und Belastungen von Herznerven und -muskeln.

Die Gewebswasserausscheidung ist — wie bereits erwähnt — offenbar ausschließlich die Aufgabe des linksseitigen Nierenvorganges und mit einem gleichmäßigen und individuell gesteuerten lymphatischen Abflußtempo verbunden. Eine Verzögerung des Lymphflusses erschwert der Niere das Gewebswasser abzubauen und ist in vielen Fällen weiterhin verbunden mit Kreislaufschwankungen und/oder -schwächen.

Aus einer Störung innerhalb dieses Dreier-Systems — linke Nierentätigkeit, Lymphfluß und Kreislaufgeschehen — entwickelt sich dann der Gewebswasserrückstau, mit Anschwellungen der Beine, Wasseransammlungen im Bauchraum, der sich bis zu einem Hochstand des Zwerchfelles heranbilden kann und hierdurch Atemnot und Beengungen zur Folge hat.

All diese Vorgänge sind im mikroskopischen Bild nachweislich dargestellt und je nach Konstitution und Vorgeschichte des Patienten zu einem Belastungszustand herangereift, der einseitig, also der linken Körperseite, zugeordnet werden kann, in sehr schwerwiegenden Fällen jedoch auch übergreifend auf die rechte Körperseite Auswirkungen zeigt.

Die rechte Nierentätigkeit ist den Stoffwechselabläufen von Leber, Galle und Bauchspeicheldrüse zugeordnet und abhängig von den Störungen dieser drei Organe.

So hat die rechte Niere ausschließlich die Aufgabe, die nicht verarbeiteten Stoffe der Galle und Leber aufzufangen. Sie umfassen Bilirubin (Abb. 14), Kreatin (Abb. 15), Eiweiß (Abb. 16), Fett und Hippursäuren.

Bei einem Übermaß an Schadstoffbelastung werden diese Rückstände über den Urin nicht voll ausgeschieden, sondern über den Blut- und Lymphweg wieder in den Körper zurückgeführt und sind so im mikroskopischen Bild in ihrer artspezifischen Form erkennbar.

Die sich aus diesen Rückständen heraus entwickelnden Zusatzbelastungen und Erkrankungen liegen im Bereich der Schläfe und des Oberkopfes und bilden Migräneanfälle, Kopfschmerzen sowie Seh- und Hörstörungen. Besonders das Gefäßsystem im rechten Schläfenbereich wird dadurch wiederum stark belastet, wobei speziell Fett- und Bilirubinansammlungen die gravierendste Ablagerungserscheinung darstellen.

Eine weitere Rückstandsbelastung entsteht in den Brustdrüsen, die speziell rechtsseitig vorgetäuschte canceröse knotige Verdickungen hervorbringen. Die Ablagerungen im Serum, die überwiegend Bilirubin darstellen, verhärten sich in den Milchgängen und bilden über die Zeit kristalline Ver-

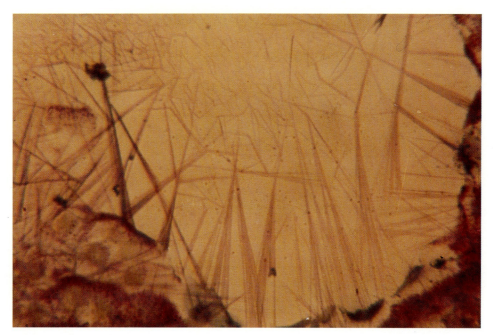

Abb. 14: Bilirubinnadeln

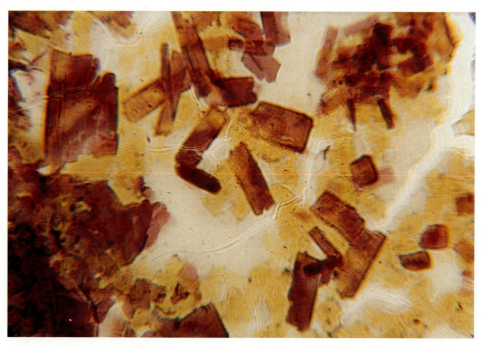

Abb. 15: Kreatinablagerungen

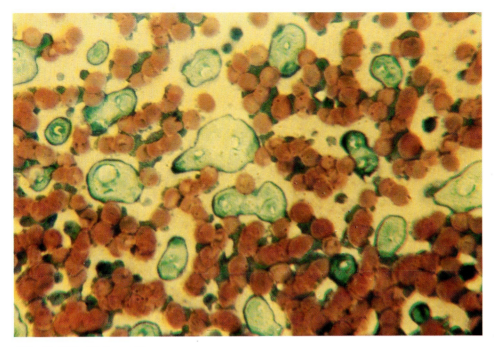

Abb. 16: Eiweißinformation

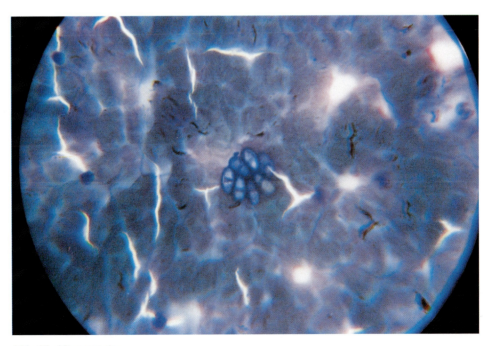

Abb. 17: Nierensteine

klumpungen, die mit Fetten angereichert, zu tumorigen Verdickungen heranwachsen. Dieser Zustand benötigt Jahre und wird bei Erreichen eines bestimmten Verdichtungsausmaßes sicht- oder fühlbar.

So wird über ein vorangegangenes jahrelanges Stoffwechselfehlverhalten eine Ausscheidungsschwäche und Überforderung der rechten Niere hervorgerufen, deren Auswirkung Verdickungen im Gebiet der rechten Brust darstellen.

Dieses Unvermögen, anfallende Schadstoffe in ausreichendem Maße auszuscheiden, das offenbar in den letzten Jahren in erheblicher Form zugenommen hat, ist eine Folge der allgemeinen Schadstoffansammlung innerhalb der Nahrungs- und Luftaufnahme und muß in Verbindung gebracht werden mit einer zu geringen Flüssigkeitszufuhr, die in weiten Kreisen der Bevölkerung vertreten ist.

Ein Kanalisationssystem in der Natur, eine Be- und Entwässerung, funktioniert nur dann reibungslos, wenn genügende Flüssigkeitsmengen vorhanden sind. Jeglicher Mangel daran hat Verschlackungen, Stauungen, Vergiftungen und Verdickungen zur Folge, die sich im menschlichen Bereich auch in Belastungen von Blase und Prostata äußern.

Wie aus dem mikroskopischen Bild ersichtlich, bestehen die überwiegendsten Störungen beider Nieren aus den Rückständen, die der Urin mit sich führt. Sie sind gebildet aus kristallinen Salzen, Fetten und Eiweißen. Der durch die geringe Flüssigkeitsaufnahme zu stark konzentrierte Urin lagert die kristallinen Bestandteile in diesen Hohlorganen ab. Hierdurch entstehen Blutungen (Blase), Verengungen (Prostata) und können im Bereich der Nieren zu unterschiedlichen Steinbildungen (Abb. 17) führen.

Aus diesen jahrelangen Beobachtungen der unterschiedlichen Funktionen beider Nieren stellt sich die Frage:

> Werden zwei gleich angelegte Nieren durch die geteilten Körpervorgänge in ihren Tätigkeiten ausscheidungsspezifisch umprogrammiert und in ihren Funktionen organspezifisch abhängig — oder
> sind sie von vornherein unterschiedlich angelegt?

Beide Möglichkeiten würden die weitere Frage aufwerfen:

> Wie reagiert der Körper auf die Herausnahme der linken bzw. rechten Niere, wenn einerseits die Salze im Körper verbleiben und andererseits die Schadstoffe der Stoffwechselorgane nicht übernommen werden?

> Und wie reagiert die jeweilige Niere bei einer Transplantation auf die entgegengesetzte Körperseite?

Erfahrungen und Statistiken von Kliniken, deren Patienten starke Störungs- und Abstoßungsreaktionen zeigen, wären in diesem Zusammenhang von großer Wichtigkeit und würden in Verbindung mit der Aurasskopie neue Einsichten und Maßnahmen für die nierenerkrankten Patienten und ihre Behandlung erbringen.

4. Die Bedeutung der Mineralstoffe für den Menschen unter besonderer Beachtung des Kaliums

Ein bisher kaum beachtetes Phänomen im Stoffwechselvorgang vieler Patienten ist eine zunehmende Kaliumstörung, die sich in den vielfältigsten Erscheinungsformen bemerkbar zu machen scheint und als solche in den seltensten Fällen diagnostiziert wird. Die trotz reichhaltigen Angebots in ihrer Qualität immer mehr verminderte Nahrungsaufnahme dürfte hierfür weitgehendst die Ursache sein.

Die von altersher für wichtig gehaltenen Spurenelemente, die sich zum Beispiel unter der Schale des Apfels befinden, waren die des Kaliums. Durch das seit vielen Jahren immer aufwendigere und massive Spritzverfahren zur Haltbarmachung von Obst und Gemüse hinterläßt eine Apfelschale, die für viele Menschen kaum noch genießbar erscheint und vom Magen nicht mehr aufgenommen wird. Die in ihr befindliche Giftsubstanz der Spritzpräparate wird in vielen Publikationen als so schadstoffhaltig ausgewiesen, daß ein Schälen des Apfels unumgänglich erscheint und er somit seiner wichtigsten Nährstoffe beraubt wird.

Die alte Volksweisheit, vor dem Schlafengehen einen Apfel zu essen und ihn bis auf die Kerne und den Stiel zu vertilgen, um seinen Zähnen und seinem Körper etwas Gutes für die Nacht zu tun, dürfte über diesen Weg fast völlig in Vergessenheit geraten und nur noch von der alten Generation im Bewußtsein erhalten sein.

Dieses eine Beispiel zeigt, daß wir in vielen Bereichen unserer Ernährung wichtige Spurenelemente nicht mehr zu uns nehmen, oder sie durch Wegschneiden der Schale uns zusätzlich entziehen, obwohl sie neben den Vitaminen von besonderer Wichtigkeit für das Leben sind und mittels Nahrungsaufnahme dem Körper regelmäßig zugeführt werden müßten.

Die Folge davon ist, daß sich ein permanenter, über die Generationen sich steigernder Spurenelementmangel bildet. Als Ersatzlösung dieses Mangels bietet sich die überdimensionale Aufnahme von Zucker an, das heißt, die unbewußt ablaufende Mangelerscheinung äußert sich in einer Labilität des Kreislaufs, hektischen Hungergefühlen, Unruhe, Nervosität und wird über die schnelle Aufnahme von Schokolade, Bonbons und Kuchen versucht, eliminiert zu werden.

So entsteht aus Unwissenheit und Gedankenlosigkeit eine Mangelernährung, die sich nur gewissen, schnell greifbaren, „Nahrungsmitteln" zuwendet, seien es Pommes frites oder angepriesene Schokoladeriegel und Kuchenteile. Sie alle sind Labsal für die vielfältigen Gefühle von Unwohlsein und Hunger, Nervosität und Überstreß, die sich durch eine Unausgewogenheit der Spurenelementzufuhr, insbesondere des Kaliums, äußern.

Die Bauchspeicheldrüse scheint das Organ zu sein, das einer Vielzahl von Spurenelementen in ihrer Ausgewogenheit zu seiner optimalen Funktion bedarf. Durch das Übermaß an Zuckeraufnahme, der über seine chemische Behandlung schon mehr einem Schadstoff als einem Nahrungsmittel gleichkommt, wird die Bauchspeicheldrüse angeregt, pausenlos zu arbeiten, wobei sie für die Aufspaltung der Nahrungsmittel unter anderem Kalium benötigt.

Aus diesem Kreislauf der immerwährenden Verbrennung immer der gleichen Substanzen, entsteht durch die mangelnde Zufuhr des Kaliums eine Unterdosierung im Körper. Um die Verbrennung aufrechtzuerhalten, wird die Bauchspeicheldrüse gezwungen, ihren Kaliumbedarf aus anderen Körperteilen zu befriedigen, das heißt, die in den Knochen, Nerven und Muskeln vorhandenen Kaliummengen werden diesen entzogen, da die Stoffwechselverarbeitung vorrangig abläuft. Es entsteht dadurch eine Verschiebung innerhalb der Gesamtversorgung, die vorderhand zuungunsten aller übrigen Kalium benötigenden Organe ausgeht, bis zuletzt ein Zusammenbruch der Bauchspeicheldrüse erfolgt, wenn alle Vorräte weitgehendst aufgebraucht sind.

So wächst in den Anfängen ein vielfältiges Störungsfeld mit unterschiedlichen Schmerzempfindungen, die in kaum einem Fall weder einem Ernährungsmangel noch der Bauchspeicheldrüse zugeordnet werden.

Wirbelsäulenstörungen, Nerven- und Muskulaturbeschwerden, Augen- und Kopfschmerzen, Kribbeln in Händen und Füßen sowie Herzstörungen bis zum vorgetäuschten Infarkt, ferner eine allgemeine Abgespanntheit, fahles Aussehen, Nervosität, Schlappheit und Lustlosigkeit und auch Depressionen sind das Erscheinungsbild kaliumgestörter Menschen.

Für all diese Beschwerden, die nicht richtig zugeordnet ein völlig unklares und labormäßig sowie röntgenologisch selten erfaßbares Bild ergeben, werden in den überwiegendsten Fällen völlig sinnwidrige Behandlungen und Medikamentenvergaben durchgeführt, die oftmals eine weitere Belastung für die Leber und Niere und natürlich die Bauchspeicheldrüse darstellen.

So entwickelt sich ein Perpetuum mobile, das erst in dem Moment beendet oder durchbrochen werden kann, wenn die Bauchspeicheldrüse unter der gravierenden Belastung der Mangelerscheinung in ein eigenes Krankheitsgeschehen verfällt, das sich in überwiegendem Maße durch schwere Verdauungsstörungen in Form von Durchfällen ankündigt. Obwohl in zahlreichen Fällen wiederum nach einer Darmerkrankung gesucht wird, ist ein Inbetrachtziehen von Kaliummangel gegeben, wobei die Laborwerte nur eine Kaliumverminderung anzeigen.

Eine Vergabe von Kalium dürfte in den meisten Fällen nur eine vordergründige Hilfe darstellen, wenn die Ursache der Störung nicht erkannt und behoben wird — das bedeutet eine verminderte Zuckeraufnahme, eine Umstellung auf ausgewogenes und möglichst kaliumhaltiges Essen, eine Beschäftigung mit den Organabläufen und ihren Bedürfnissen.

So sollte sich die Ausrichtung und Kontrolle des behandelnden Arztes auf eine Ausgewogenheit der Spurenelemente konzentrieren, durch die die Fabrikation Mensch im Gleichgewicht gehalten wird.

Es wäre interessant zu wissen und zu kontrollieren, wie weit diese Spurenelemente in ihrer normalen und schöpfungsgewollten Zuordnung bei sehr alt gewordenen Menschen vorhanden sind.

Bereits Paracelsus war bemüht, die Spurenelemente in Ausgewogenheit zueinander zu halten und hat sich besonders mit dem Verhältnis von Kalium und Calzium beschäftigt. In jüngster Zeit werden die Beobachtungen homöopathisch ausgerichteter Institute und pharmazeutischer Industrien wiederum besonders auf die Störungen im Stoffwechsel und in den Mineralstoffen und Spurenelementen erkannt und es wird in vielen Abhandlungen darauf hingewiesen.

Die Aurasskopie zeigt in hohem Maße diese Belastungsveränderungen auf, und so können auch hier die meisten, oft schwerwiegenden, schmerzhaften Störungen und Krankheitsveränderungen erkennbar auf die Basis einer Stoffwechselveränderung zurückgeführt werden.

5. Beobachtungen zum praecancerösen Geschehen

Die Entwicklung zu einer praecancerösen Verhaltensweise im Organismus konnte im Laufe von über 20 Jahren an den Blutausstrichen Tausender von Patienten innerhalb der holistischen Blutdiagnostik — Aurasskopie — beobachtet werden.

Eine Basis für diese über Jahre wachsende Störung bis hin zur Krebserkrankung, entsteht aus einer Unausgewogenheit des Stoffwechsels im Zusammenspiel mit einem Fehlverhalten von Leber, Galle und Bauchspeicheldrüse.

Die hier auftretenden Basiskriterien entsprechen sich bei allen Patienten, sie umfassen neben einem Mangel an Mineralstoffen, der die Stoffwechselstörung in Gang setzt, ein gleichartiges Fehlverhalten, das vor allem die rechte Niere betrifft. Die hierdurch verursachte Nichtausscheidung von

Fetten, Eiweiß, Bilirubin und Kreatin schaffen im Organismus einen Zustand permanenter Vergiftung, der sich — neben aller organischer Funktionsveränderung — speziell auf die Konsistenz des Serums auswirkt.

Es konnte beobachtet werden, daß sich das Serum aus zwei verschiedenen Stoffen zusammensetzt, die in ihrer Verhaltensweise zueinander „harmonisch" liegen sollten. Sie sind im Ausstrich, im mikroskopischen Bild, auf verschiedenen Ebenen erfaßbar.

Eine Klärung dieser zwei Elemente, die sich zu dem Gesamtstoff Serum vereinigen, konnte bisher noch nicht durchgeführt werden. Das Verhalten eines dieser Serumselemente ist entsprechend dem Zustand der Leber und rechten Niere und von ihrem Funktions- und Verschmutzungsgrad abhängig. Dabei kann sich unter gemeinsamen Bedingungen aus dem normalen, klaren, homogenen Serum eine Zerfallssubstanz entwickeln, die sich im gefärbten Blutausstrich in rötlichem Ton (Abb. 18) darstellt.

Ihrer Homogenität weitgehendst verlustig werdend, erzeugt sie im ungefärbten Ausstrich ein Bild von leichter bis mittelstarker (Abb. 19) „Zerbröselung". Dieses ist das äußere Zeichen und der Beginn einer Praecanceroseneigung leichten bis mittleren Grades.

Erst der Zerfall des zweiten Serumselementes zusätzlich bewirkt den Zustand einer schweren Praecanceroseneigung und ist im Blutausstrich blau (Abb. 20) sichtbar.

So entsteht eine Übereinanderlagerung sichtbarer Zerfallsmomente, deren Feinkörnigkeit, auch im ungefärbten (Abb. 21) Blutausstrich erkennbar, als canceröser Vorgang sichtbar wird.

Die sich aus diesem Geschehen heraus entwickelnde tumorige Veränderung einzelner Organe, dürfte eine notwendige Folgeerscheinung der Zerflockung des Serums sein, an die gekoppelt eine zunehmende Belastung und Schwäche der Erythrozyten oder der Abwehrkräfte ist.

Im fortschreitenden Stadium des cancerösen Geschehens fallen die Spurenelemente des Serums aus ihrer homogenen Gesamtheit aus und bilden klumpige, nicht mehr reagierende Verdichtungen, so daß eine Stoffwechseltätigkeit in immer erschwerterem Maße den Körper zu Mangel- und Ausfallserscheinungen bringt. Dabei entwickeln sich vor allem Serumeisen und Eiweiß zu eigenständigen ballastähnlichen Ansammlungen.

Das Resultat dieser Vorgänge ist in den vielfältigen Erscheinungsformen eines jeweiligen Krebsgeschehens festgelegt und bei Laboruntersuchungen am Patienten sichtbar.

Dieses praecanceröse und canceröse Verhalten umfaßt alle Ca-Formen und ist die Ausgangsbasis jeglichen bösartigen Tumors.

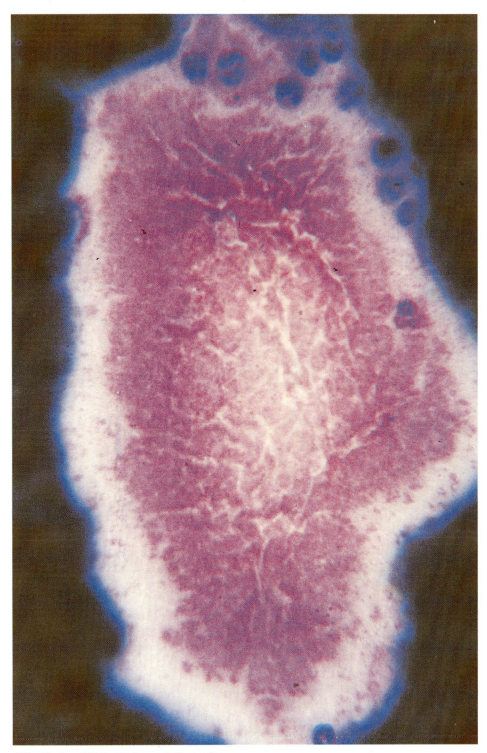

Abb. 18: In rötliche Farbe zerfallenes Serum

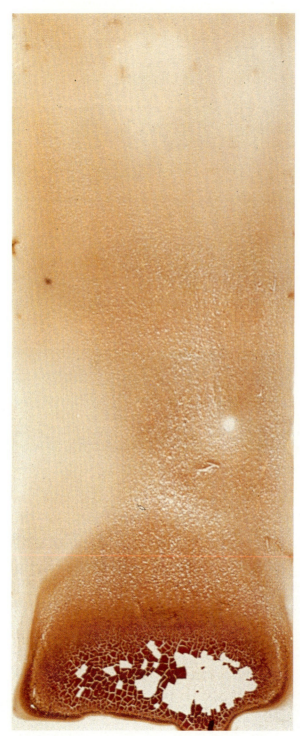

Abb. 19: Leichte bis mittlere Praecanceroseneigung
(verdicktes Restblut abgeplatzt)

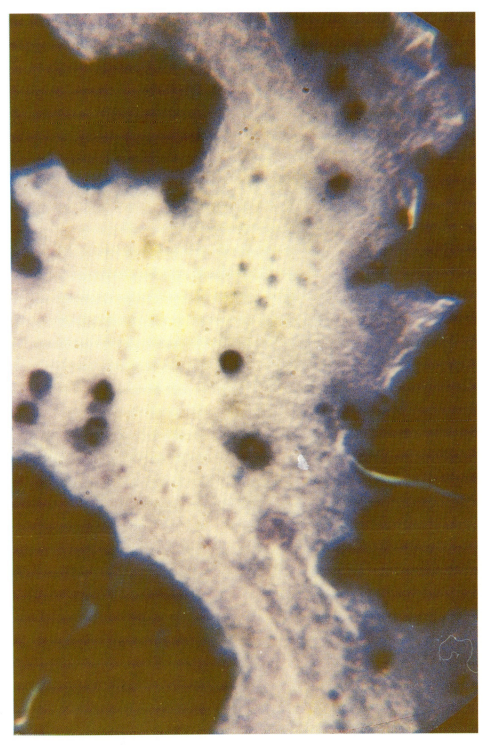

Abb. 20: In blaue Farbe zerfallenes Serum

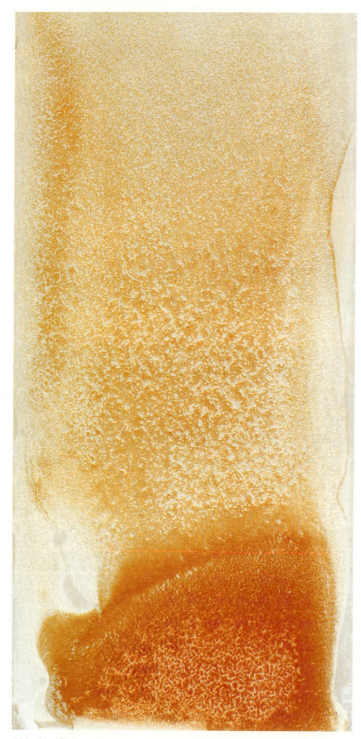

Abb. 21: Cancerose

Ohne eine „darniederliegende" Stoffwechseltätigkeit mit Ausfallserscheinungen und Verschiebungen der Spurenelemente und ein daraus resultierendes Unvermögen der Organe, im Gleichgewicht zu arbeiten, entsteht ein Serumszerfall — die Basis der Cancerose — nicht. Die Entstehung des Lungen-Ca ist verbunden mit einer Ablagerungsansammlung von Kristallen und Salzen als Ausscheidungsschwäche der rechten oder linken Niere, wobei diese Störung wiederum eine Folge der Fehlverhalten von Galle, Leber und Bauchspeicheldrüse sind, also wiederum ein Versagen im Stoffwechselhaushalt darstellen.

Die Früherkennung, die sich aus der Möglichkeit des nichtmikroskopierten Blutausstrichs mit seinen sichtbar werdenden Zerfallserscheinungen ergibt, ist die der Einsichtnahme in die Mangelerscheinungen der Spurenelemente ganz allgemein und in das Abgleiten des Stoffwechsels in eine nicht mehr ausgewogene Zusammenarbeit. Durch diese Einsichtnahme ist es möglich, vorzeitig Maßnahmen zu ergreifen, die den Patienten in ein ausgewogenes Ernährungsbild einpassen, so daß sich hieraus im wahrsten Sinne eine Krebsfrüherkennung ergibt.

Eine Laborkontrolle zeigt diese Serumsveränderungen meistens nicht an, da sie die Feinstofflichkeit der Elementenverschiebung nicht wahrnimmt, sondern erst dann einen Einblick in die Körpervorgänge ermöglicht, wenn eine organische Belastung vorzuliegen beginnt.

Der Krebs als Funktionsstörung im Stoffwechselgeschehen, im Zusammenspiel aller Verarbeitungs- und Ausscheidungsorgane, erfordert ein Umdenken in „feinere" Bereiche unserer Lebensvorgänge, die aus Mangelerscheinungen Störungen erleiden.

III. Hintergrundbetrachtungen zur holistischen Blutdiagnostik: Ansätze zur Erklärung eines Phänomens aus philosophisch-spiritueller-naturwissenschaftlicher Sicht

Die über zwei Jahrzehnte währende Beschäftigung mit der Aurasskopie hat die Abhängigkeit von Geist—Körper und seelischen Abläufen an Hand der Blutausstriche deutlich aufgezeigt: der Zustand der Ordnung des Menschen, das heißt sein mehr ganzheitliches, harmonisches, integratives Denken und Handeln oder seine mehr chaotische, negative, zu innerst lebensfeindliche Einstellung und Handlungsweise spiegeln sich in der Ordnungsqualität und der „lichten" Darstellung seines Blutes wider.

Dieser Ausdruck einer vermehrten „Kohärenz" des Blutes in Abhängigkeit von dem individuellen Sein des Menschen findet eine interessante Übereinstimmung zum Verhalten der ultraschwachen Lichtstrahlung, die bei allen lebenden Strukturen universal zu sein scheint. Diese nach den Forschungen von Dr. Popp festgestellte Licht-Speicherfähigkeit der DNS in den Zellkernen zeigt auf, daß die Speicherfähigkeit mit der Qualität eines Systems zunimmt, während Tumorzellen (in der Aurasskopie sich darstellend als dunkle Serumszusammenballungen) eine geringere Speicherfähigkeit zeigen.

In diesem Zusammenhang ist der Einfluß des menschlichen Denkens von größter Bedeutung, da Gedanken geistig-seelische Energie-Schwingungen verkörpern, die eine zunehmende Verdichtung zur grobstofflichen Körperebene durchlaufen. Mittels der Kirlian-Fotografie konnte nachgewiesen werden, wie durch positive Gedankenkräfte eine Verstärkung der Leuchtkraft des menschlichen Energiefeldes entstand, während negative Gedankenqualitäten das Energiefeld in seiner Leuchtkraft bis zum Erlöschen bringen konnten und darüber hinaus bei lang anhaltender Dauer zu „Stauungen" oder Beeinflussungen der Energieströme führten, die sich letztlich in Erkrankungen ausdrückten.

Der Zustand des Körpers und damit die Aussagequalität seines Blutes wird belegt durch die Erkenntnis, daß Hirnfunktionen ebenfalls von gleichen elektromagnetischen Feldern begleitet werden — zu denen auch die ultraschwache Lichtstrahlung der Zelle gehört — und damit eine Störung oder auch positive Beeinfussung der Kohärenz der Zellkommunikation, die durch das ultraschwache Licht gesteuert wird, erreichbar ist. Es wird deutlich, daß ein geordneter, harmonischer Bewußtseinsstand in einer Wechselwirkung mit der kohärenten Funktionsweise in den Hirnzellen steht und einen heilsamen Einfluß auf die Kohärenzfähigkeit anderer Körperzellen ausübt und sich damit auch in der Blutbild-Abbildung widerspiegelt. Damit haben wir uns dem Aspekt von Krankheit als einer „Kohärenzstörung" elektromagnetischer Felder genähert; sie ist das Verlassen der geordneten Schwingung eines jeden einzelnen Organs und seines harmonischen Zusammenspiels in der Gemeinschaft der Körperfunktionen.

Bedeutsam ist hier die Erkenntnis, daß das Blut, seit altersher als „Träger" von Leben bedacht, eine wichtige Rolle spielt, denn es offenbart das Kranksein des Geistes im Körper als ein Symptom, das sich in Folge veränderter Schwingungen ausdrückt ...

Die Frage nach der Ursache der Formbildung innerhalb des Blutausstriches bedarf noch intensiver Erforschungen. Naheliegend scheint die Erklärung zu sein, daß es sich dabei um Strömungsformen handelt, die die Auswirkung sehr schwacher Kraftfelder darstellen, den elektro-magnetischen Eigenschaften entsprechend, dabei jedoch die wesentliche Qualität dieser Kräfte in ihren formenbildenden Eigenschaften liegen. (Eine Parallele zu dem Ansatz morphogenetischer Felder nach R. Sheldrake liegt eventuell nahe!)

Die im Blutbild auftretenden Formen tragen in erster Linie „geistige" Informationen, obwohl sie schon materiell sind. Es konnte regelmäßig beobachtet werden, daß sich auch Krankheitsgeschehnisse lange im Voraus als eine Art „geistiger Code" im Blutausstrich abbilden. Wobei die Frage offen bleibt, handelt es sich bei den abgebildeten Formen nun beispielsweise wirklich um Eiweiße oder Salze, die sich anlagern oder um einfache Nachbildungen in Strömungsformen? Eine gewisse Erklärung vermag das Resonanzgesetz zu geben, welches besagt, daß sich *dort* die Stoffe anlagern, die den jeweiligen Formen auch entsprechen ...

In den letzten Jahren scheint sich auch mittels der Blutbilder die Vermutung zu bestätigen, die insbesondere im Rahmen der klinischen Ökologie verfolgt wird, daß viele physisch-psychische Negativerscheinungen durch die permanent stattfindende Berührung — sei es im Haushalt oder am Arbeitsplatz — mit (chemisch behandelten) Nahrungsmitteln, Inhalationsstoffen (Bau- und Möbelindustrie) oder Umweltgiften hervorgerufen werden, die sich gegenseitig kumulieren und über die Dauer der Zeit zu zusätzlichen Belastungen für den Menschen führen. Hieraus können sodann sehr individuelle Krankheitsbilder erwachsen, deren eindeutige Zuordnung aufgrund der Vielzahl der Komponenten jedoch durch die entsprechende „Abbildung" der Aurasskopie eindeutig auf bestimmte Belastungen, beispielsweise der Leber, reduziert werden können ...

Es sei noch ein interessanter Hinweis auf das Phänomen der Blutaussage gestattet, die in ihrer beschriebenen Präzision nur über das Blut des vierten Fingers möglich ist. Entsprechende Versuche mit anderen Fingern führten zu keinem befriedigenden Ergebnis, ebenso kam es bei der Entnahme aus anderen Körperteilen, wie beispielsweise Ohrläppchen, nur zu mangelhaften Informationen.

Naturwissenschaftliche Erklärungen sind uns für diese unterschiedlichen Interpretationsqualitäten zur Zeit nicht bekannt, einzig die Kenntnis asiatischer (ganzheitlicher) Mensch-Kosmologischer Schriften gibt hier einige Hinweise. Jeder der fünf Finger läßt sich den fünf Grundelementen zuordnen, als da sind Akasha (Äther), Luft, Feuer, Wasser, Erde. Der vierte Finger entspricht hier dem Element des Wassers und interpretiert somit den Menschen, der zu 98 Prozent aus Wasser besteht. Inwieweit die restlichen Finger verschiedenen feinstofflichen Körperhüllen des Menschen in ihrer ihnen eigenen Blutaussage interpretieren, bliebe einer weiteren Erforschung vorbehalten. So repräsentiert der Daumen Brahman als das ewig Absolute, der Zeigefinger den Jiva, das heißt das Individuum Mensch allgemein, hingegen die restlichen Finger die drei Gunas, Schöpfungskräfte versinnbildlichen in Form von Sathva — das helle, positive, lebensfördernde, Rajas — das ausgleichende und Tamas als das dunkle, herabziehende, negative Element. Der vierte Finger (entsprechend Rajas) verkörpert zudem einige weitere Attribute dieses Guna-Elements, das für den Ausdruck von Leiden, Sorgen und Ärger steht!

Vermehrt stellt sich heute eine Frage in den Vordergrund der Medizin, die sich durch die zunehmende ganzheitliche Betrachtung ergibt: Warum hat *ein* Patient *eine* entsprechende Krankheit zu *diesem* oder jenem Zeitpunkt?

Diese sicher östlichen Medizinsystemen nicht unbekannte Fragestellung fand auch im Rahmen der holistischen Blutuntersuchungen ihren Ausdruck. Die über Jahrzehnte kontinuierliche Beobachtung von Organen, ihren Aufgaben, gegenseitigen Abhängigkeiten und Beanspruchungen führten zu der Erkenntnis, daß eine Reihe von Zyklen existieren, die entsprechende Krankheitsanfälligkeiten zu gegebenen Zeitpunkten fördern bzw. das vorherrschende Aktivsein von bestimmten Organgruppen bedingen, so daß es nach abgelaufenem Zeitmuster zu einer „natürlichen" Veränderung der Funktionen und Belastungen kommt. Entsprechende Forschungen und Statistiken über die Zusammenhänge laufen zur Zeit noch im Institut . . .

Gehe behutsam Deinen Weg inmitten des Lärms und der Hast dieser Welt
und vergiß nie welcher Friede im Schweigen liegt.
Lebe soweit als möglich und ohne Dich selbst aufzugeben,
in guten Beziehungen zu anderen Menschen.
Verkünde Deine Wahrheit ruhig und klar.
Höre auch anderen zu, sogar den Törichten und Unwissenden,
auch sie haben ihre Geschichte.
Vermeide laute und aggressive Menschen, sie bringen nur geistigen Verdruß.
Es ist möglich, daß Du entweder stolz oder verbittert wirst,
wenn Du Dich mit anderen vergleichst; denn immer wird es bedeutendere und
unbedeutendere Menschen geben als Dich selbst.
Freue Dich des Erreichten genauso wie Deiner Pläne; doch sei auf jeden Fall demütig.
Übe Vorsicht in Deinen Geschäften; denn die Welt ist voller Betrügereien.
Verschließe Dich jedoch nicht dem Wert der Tugenden; viele Menschen streben nach
hohen Idealen, und das Leben ist voll von stillem Heldentum.
Sei Du selbst. Heuchle vor allem keine Zuneigung und spotte nicht über die Liebe.
Trage freundlich die Bürde der Jahre und gib mit Anmut alles auf, was der Jugend zusteht.
Nähre die Kraft Deines Geistes, um plötzlichem Unglück gegenüber gewachsen zu sein.
Viele Ängste entstehen aus Müdigkeit und Einsamkeit. Neben einer heilsamen Disziplin
sei freundlich zu Dir selbst. Du bist ein Kind des Universums, nicht weniger als die Bäume
und Sterne. Du hast ein Recht darauf, hier zu sein. Und die Kraft des Universums wird
sich so entfalten, wie es sein muß, ob Dir das klar ist oder nicht. Deshalb lebe in Frieden
mit Gott, was immer Du Dir unter ihm vorstellst. Und was immer Deine eigenen Bemühungen
und Absichten auch sein mögen: halte Frieden mit Deiner Seele in diesem lärmigen
Durcheinander des Lebens. Mit all ihrem Schein, ihren Kümmernissen und zerbrochenen
Träumen ist diese Welt dennoch wunderbar. Sei vorsichtig.
Strebe danach, glücklich zu sein.

1692 St.-Pauls-Kirche, Baltimore

Allgemeine Literaturhinweise:

Capra, F.: Wendezeit, München 1983

Dethlefsen, T.: Krankheit als Weg, München 1983

Milz, H.: Ganzheitliche Medizin, Königstein 1985

Popp, F.-A.: Biologie des Lichts, Berlin 1984

Bildnachweise:

Institut für holistische Blutdiagnostik: Bild-Dokumentationen 1970 – 1985 (unveröffentlicht).